head ache hurts

WWW.HEADACHE-HURTS.DE

„LEBEN WIR JETZT IN EINEM AUFGEKLÄRTEN ZEITALTER?[...] NEIN, ABER WOHL IN EINEM ZEITALTER DER AUFKLÄRUNG.“

[IMMANUEL KANT]

Prävention bedeutet Vorbeugung. Vorbeugung setzt Wissen voraus. Nie waren die Voraussetzungen besser, um medizinisches Wissen universell verfügbar zu machen und so zu vermitteln, dass es handlungswirksam wird. Auf diese Weise lassen sich viele Menschheitsleiden effektiv und nachhaltig bekämpfen.

Kopfschmerzen sind ein solches Leiden. Nach der Global Burden of Disease Study 2015 gehören Migräne und Kopfschmerzen vom Spannungstyp zu den fünf chronischen Krankheiten, die global am stärksten verbreitet sind.

Gerade wissenschaftliches Arbeiten wird dadurch zur Qual. Dieses Heft kann dir dabei helfen, Kopfschmerzen im Studienalltag vorzubeugen. Es besteht aus drei Teilen nach dem Prinzip Wissen – Verstehen – Handeln.

DIE WISSENSCHAFT UNTERSCHEIDET INSGESAMT 367 KOPFSCHMERZARTEN.

DIE MEISTEN MENSCHEN LEIDEN UNTER MIGRÄNE, SPANNUNGSKOPFSCHMERZ ODER KOPFSCHMERZ BEI MEDIKAMENTENÜBER-GEBRAUCH.

MIGRÄNE [→06]

KOPFSCHMERZ VOM SPANNUNGSTYP [→12]

MEDIKAMENTENÜBERGEBRAUCHS-KOPFSCHMERZ [→18]

know your type

DIE WELTGESUNDHEITS-ORGANISATION [WHO] ZÄHLT MIGRÄNE ZU DEN AM STÄRKSTEN BEHINDERNDEN ERKRANKUNGEN DES MENSCHEN.

MIGRÄNE IST EINE NEUROLOGISCHE ERKRANKUNG.
LAUT WHO HANDELT ES SICH UM EINE DER AM
STÄRKSTEN BEHINDERNDEN ERKRANKUNGEN ÜBERHAUPT.

Die Kopfschmerzen bei einer Migräneattacke sind in der Regel so stark, dass ans Arbeiten oder auch nur an Freizeitbeschäftigungen nicht mehr zu denken ist. Meistens ist den Betroffenen auch übel und sie reagieren empfindlich auf Licht, Lärm und Gerüche. Es bleibt einem gar nichts anderes übrig, als sich hinzulegen – am besten in einem abgedunkelten Raum – und auszuharren, bis die Beschwerden nachlassen.

Dabei sind Migränebetroffene nicht weniger leistungsfähig als andere Menschen. Im Gegenteil: Menschen, die unter Migräne leiden, verfügen über eine besondere Leistungsfähigkeit des Gehirns. Viele bedeutende Persönlichkeiten waren davon betroffen, so z. B. Pablo Picasso, Richard Wagner und Marie Curie.

MIGRÄNE

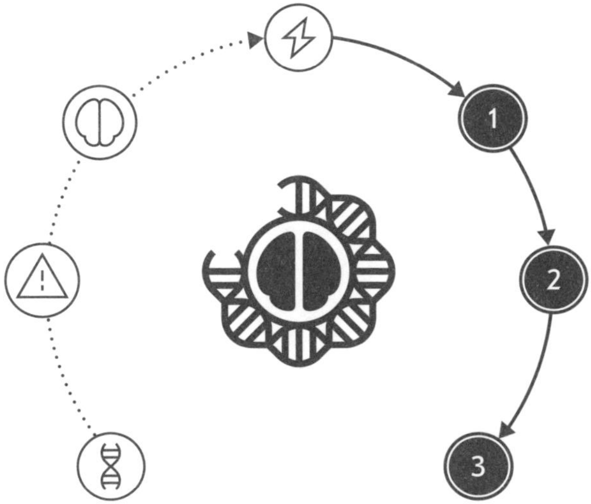

MIGRÄNE

URSACHEN UND VERLAUF

GENE

GESTEIGERTE REIZVERARBEITUNG ALS VERANLAGUNG

ENERGIEDEFIZIT

STÖRUNG DES NERVENSYSTEMS

ENTZÜNDUNG

FREISETZUNG SCHMERZ-AUSLÖSENDER BOTENSTOFFE

1

AURA

10 % DER BETROFFENEN

2

ATTACKE

STUNDEN 4–72

3

ERHOLUNGSPHASE

TAGE ≤2

GENE
GESTEIGERTE REIZVERARBEITUNG ALS VERANLAGUNG

Migräne ist durch bestimmte Genvarianten bedingt, die u. a. für eine gesteigerte Reizverarbeitung im Gehirn sorgen. Das Gehirn von Migränebetroffenen steht ständig unter „Hochspannung": Reize werden früher und schneller aufgenommen sowie rascher verarbeitet.

ENERGIEDEFIZIT
STÖRUNG DES NERVENSYSTEMS

Die gesteigerte Reizverarbeitung verbraucht besonders viel Energie. Wird das Gehirn nicht ausreichend damit versorgt, kommt es zu einer Störung des Nervensystems.

ENTZÜNDUNG
FREISETZUNG SCHMERZAUSLÖSENDER BOTENSTOFFE

Schmerzauslösende Botenstoffe werden von den Nervenzellen ungehindert freigesetzt. Es entsteht eine Entzündung an den Blutgefäßen der Hirnhäute, die sich als pulsierender und pochender Kopfschmerz bemerkbar macht.

AUSLÖSER
MIGRÄNE

Grundsätzlich kann alles, was die Energieversorgung des Gehirns aus dem Takt bringt, eine Migräneattacke auslösen, z. B.:

› unregelmäßige Nahrungsaufnahme
› zu wenig Trinken
› ungleichmäßiger Schlafrhythmus
› zu wenig Bewegung
› zu wenig Entspannung
› falsche Ausrichtung des Arbeitsplatzes

KOPFSCHMERZ-SCHNELLTEST*
NACH PROF. HARTMUT GÖBEL

Ist es Migräne? Mindestens zwei „Ja" machen die Diagnose wahrscheinlich.

› Besteht während der Kopfschmerzen Übelkeit?
› Können normale körperliche Aktivitäten wie Treppensteigen oder Laufen an der frischen Luft die Kopfschmerzen verstärken?
› Behindern die Kopfschmerzen deine üblichen Tätigkeiten (Lernen, Arbeit, Freizeit) erheblich?

MIGRÄNE

1 AURA

10 % DER BETROFFENEN

Bei etwa 10 % der Betroffenen geht der Migräneattacke eine sogenannte Aura voraus. Die Aura ist eine Folge der Erschöpfung des Nervensystems. Sie äußert sich in Form von neurologischen Störungen wie:

› Sehstörungen: Zickzack-Linien, Flimmern und Flackern, verschwommene Umrisse und blinde (dunkle) Flecken
› Missempfindungen (z. B. Kribbeln in den Fingerspitzen)
› Lähmungen, Koordinationsstörungen (z. B. Schwindel, Gangunsicherheit)
› Störungen von Sprache oder Bewusstsein

2 ATTACKE

STUNDEN 4–72

Eine Migräneattacke kündigt sich oft schon 4 bis 48 Stunden im Voraus an. Vorboten, die nicht mit Ursachen verwechselt werden dürfen, können sein:

› Kreativität, Hochstimmung, Rastlosigkeit
› Niedergeschlagenheit, Müdigkeit/Energielosigkeit, Reizbarkeit
› Gähnen, Heißhunger (z. B. auf Schokolade), Frieren, Schwitzen

Die Migräneattacke selbst beginnt typischerweise am Morgen und dauert zwischen 4 und 72 Stunden an. Der Schmerz ist pulsierend, pochend, hämmernd und einseitig lokalisiert. Durch körperliche Aktivitäten wird er verstärkt.

Die Schmerzintensität ist mittel bis sehr hoch. Hinzu kommen meist Übelkeit (bis hin zum Erbrechen) sowie eine Überempfindlichkeit gegenüber Licht, Lärm und/oder Gerüchen.

3 ERHOLUNGSPHASE

TAGE ≤2

Auch nach einer Migräneattacke sind Betroffene noch bis zu 2 Tage erschöpft und schmerzempfindlich.

DIE HÄUFIGSTE KOPFSCHMERZART IST DER KOPFSCHMERZ VOM SPANNUNGSTYP.

54 % ALLER KOPFSCHMERZBETROFFENEN LEIDEN UNTER KOPFSCHMERZ VOM SPANNUNGSTYP. DAMIT KOMMT ER VON ALLEN KOPFSCHMERZARTEN AM HÄUFIGSTEN VOR.

Fast jeder Studierende kennt ihn: Wer lange konzentriert und in starrer Haltung an einer Sache arbeitet, die eigene Erschöpfung ignoriert und immer weitermacht, bekommt irgendwann Kopfschmerzen. Sie breiten sich oft vom Nacken über den Hinterkopf bis zur Stirn aus und fühlen sich wie ein auf den Kopf drückender Helm an. Gerade geistiges Arbeiten wird hierdurch zur Qual.

Im Unterschied zur Migräne ist Spannungskopfschmerz nicht genetisch bedingt, sondern die Folge einer Erschöpfung des körpereigenen Schmerzregulationssystems. Kopfschmerzen dieses Typs können daher bei jedem Menschen auftreten, lassen sich aber auch leichter vermeiden.

KOPFSCHMERZ
VOM SPANNUNGSTYP

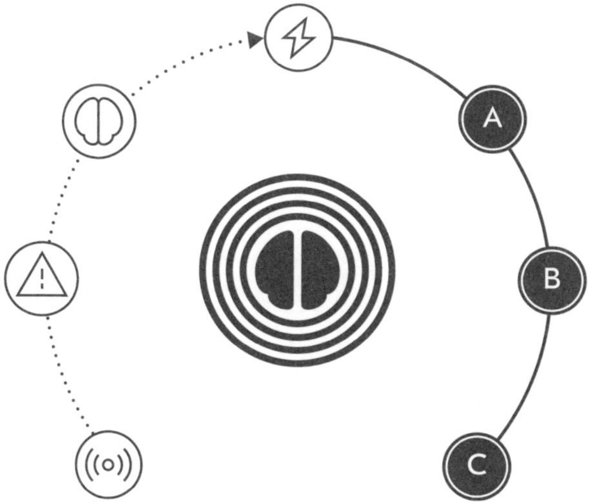

KOPFSCHMERZ VOM SPANNUNGSTYP

URSACHEN UND MERKMALE

ANSPANNUNG

REGULATION DES SCHMERZEMPFINDENS

ÜBERLASTUNG

ERSCHÖPFUNG DES SCHMERZ-REGULATIONSSYSTEMS

STÖRUNG

ÜBERMÄSSIGES EINSTRÖMEN VON SCHMERZINFORMATIONEN

A

DAUER

MINUTEN ≥30

B

SCHMERZCHARAKTER

DRÜCKEND ODER BEENGEND

C

INTENSITÄT

LEICHT BIS MITTEL

ANSPANNUNG
REGULATION DES SCHMERZEMPFINDENS

Der Körper hat die Fähigkeit, seine Schmerzempfindlichkeit unterschiedlichen Situationen anzupassen. Das Gehirn reguliert dauernd und selbstständig, wie viele Schmerzinformationen eingelassen werden. Ist der Organismus einer anhaltenden Belastung ausgesetzt, reguliert es die Schmerzempfindlichkeit so, dass wir die Situation ohne permanenten Schmerz erleben.

ÜBERLASTUNG
ERSCHÖPFUNG DES SCHMERZREGULATIONSSYSTEMS

Das Gehirn kann die Schmerzregulation nicht unbegrenzt leisten. Hält die Belastung zu lange an, kommt es zu einer vorübergehenden Erschöpfung des Systems.

STÖRUNG
ÜBERMÄSSIGES EINSTRÖMEN VON SCHMERZINFORMATIONEN

Das System kann die Schmerzinformationen nicht mehr regulieren. Das ungehinderte Einströmen der Schmerzinformationen verursacht Kopfschmerzen.

FAKTOREN
KOPFSCHMERZ VOM SPANNUNGSTYP

Grundsätzlich kann alles, was das Schmerzregulationssystem besonders strapaziert, Kopfschmerzen vom Spannungstyp auslösen, z. B.:

› psychosozialer Stress, Angst, Depression
› muskulärer Stress
› Funktionsstörung des Kauapparates
› zu langes und starres Sitzen am Schreibtisch
› Sitzen und Arbeiten in Fehlhaltungen
› Arbeiten bei schlechtem Licht oder unter Lärm
› zu wenig erholsamer Schlaf

MERKMALE
KOPFSCHMERZ VOM SPANNUNGSTYP

A DAUER
MINUTEN ≥30

Kopfschmerzen vom Spannungstyp lösen sich frühestens nach 30 Minuten. Bleiben sie unbehandelt, können sie bis zu 7 Tage anhalten.

B SCHMERZCHARAKTER
DRÜCKEND ODER BEENGEND

Spannungskopfschmerzen kündigen sich häufig im Nackenbereich an und wandern dann über den Hinterkopf zur Stirn bis zu den Augen. Sie können sich anfühlen wie ein auf dem Kopf lastendes Gewicht oder ein zu enger Helm, der den Kopf zusammendrückt.

› drückender oder beengender Schmerz
› keine Verstärkung durch körperliche Aktivitäten
› normalerweise keine Licht- oder Lärmempfindlichkeit
› keine Übelkeit

C INTENSITÄT
LEICHT BIS MITTEL

Die Schmerzintensität von Spannungskopfschmerzen ist in der Regel leicht bis mittelstark.

? KOPFSCHMERZ-SCHNELLTEST*
NACH PROF. HARTMUT GÖBEL

Ist es Kopfschmerz vom Spannungstyp?
Mindestens zwei „Ja" machen die Diagnose wahrscheinlich.

› Ist dein Appetit während der Kopfschmerzen ungestört?
› Lassen körperliche Aktivitäten wie Treppensteigen oder Laufen an der frischen Luft die Kopfschmerzen unbeeinflusst oder verbessern sie sogar?
› Kannst du trotz der Kopfschmerzen deinen üblichen Tätigkeiten (Lernen, Arbeit, Freizeit) nachgehen?

[*] DER SCHNELLTEST ERSETZT NICHT EINE ÄRZTLICHE DIAGNOSE.

KOPFSCHMERZ-MEDIKAMENTE KÖNNEN SELBST KOPFSCHMERZEN AUSLÖSEN. DEN SOGENANNTEN MEDIKAMENTEN-ÜBERGEBRAUCHS-KOPFSCHMERZ.

ALLEIN IN DEUTSCHLAND WERDEN JÄHRLICH 3,3 MILLIARDEN SCHMERZTABLETTEN VERBRAUCHT.* DABEI WISSEN DIE WENIGSTEN, DASS KOPFSCHMERZMEDIKAMENTE BEI FALSCHEM GEBRAUCH SELBST KOPFSCHMERZEN AUSLÖSEN KÖNNEN.

Der Kopfschmerz bei Medikamentenübergebrauch ist die wichtigste Komplikation einer falschen Kopfschmerzbehandlung. Wiederholte Schmerzattacken und die übermäßige Einnahme von akuten Schmerzmitteln schwächen das körpereigene Schmerzabwehrsystem. Die Schmerzempfindlichkeit wird kontinuierlich erhöht und es entstehen immer mehr Kopfschmerzepisoden, bis hin zu einem Dauerkopfschmerz. Durch immer häufigere Medikamenteneinnahme wird er weiter verschlimmert.

MEDIKAMENTENÜBERGEBRAUCHS-KOPFSCHMERZ

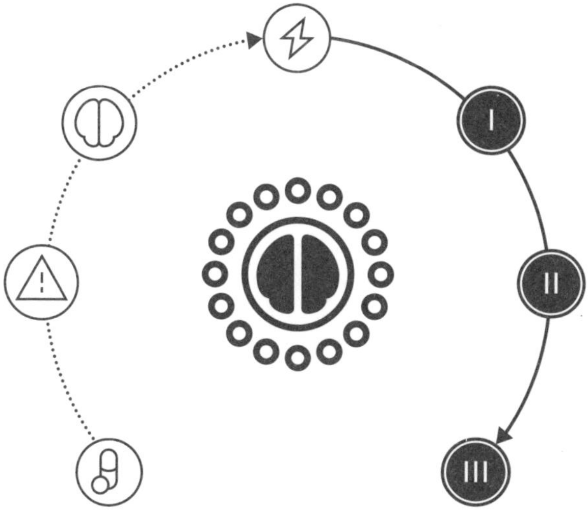

MEDIKAMENTEN-
ÜBERGEBRAUCHSKOPFSCHMERZ

ENTSTEHUNG UND CHRONIFIZIERUNG

EINNAHME

3,3 MILLIARDEN SCHMERZ-
TABLETTEN IM JAHR

FOLGE

KOPFSCHMERZEN DURCH
ÜBERGEBRAUCH

TEUFELSKREIS

KOPFSCHMERZEN WERDEN MIT
MEDIKAMENTEN BEKÄMPFT

ÜBERGEBRAUCH

MEDIKAMENTE WERDEN
AN MINDESTENS 10 TAGEN IM
MONAT EINGENOMMEN

EPISODEN

KOPFSCHMERZEN TRETEN
IMMER HÄUFIGER UND
STÄRKER AUF

CHRONIFIZIERUNG

KOPFSCHMERZEN
WERDEN ZUM
DAUERKOPFSCHMERZ

KOPFSCHMERZ-SCHNELLTEST*
NACH PROF. HARTMUT GÖBEL

Ist es Kopfschmerz bei Medikamentenübergebrauch?
Mindestens zwei „Ja" machen die Diagnose wahrscheinlich.

› Treten Kopfschmerzen an mehr als 15 Tagen pro Monat auf?
› Nehmen die Kopfschmerzen in ihrer Häufigkeit immer mehr zu?
› Nimmst du an mindestens 10 Tagen pro Monat Medikamente zur Akutbehandlung deiner Kopfschmerzen ein?

MEDIKAMENTENÜBERGEBRAUCHS-
KOPFSCHMERZ

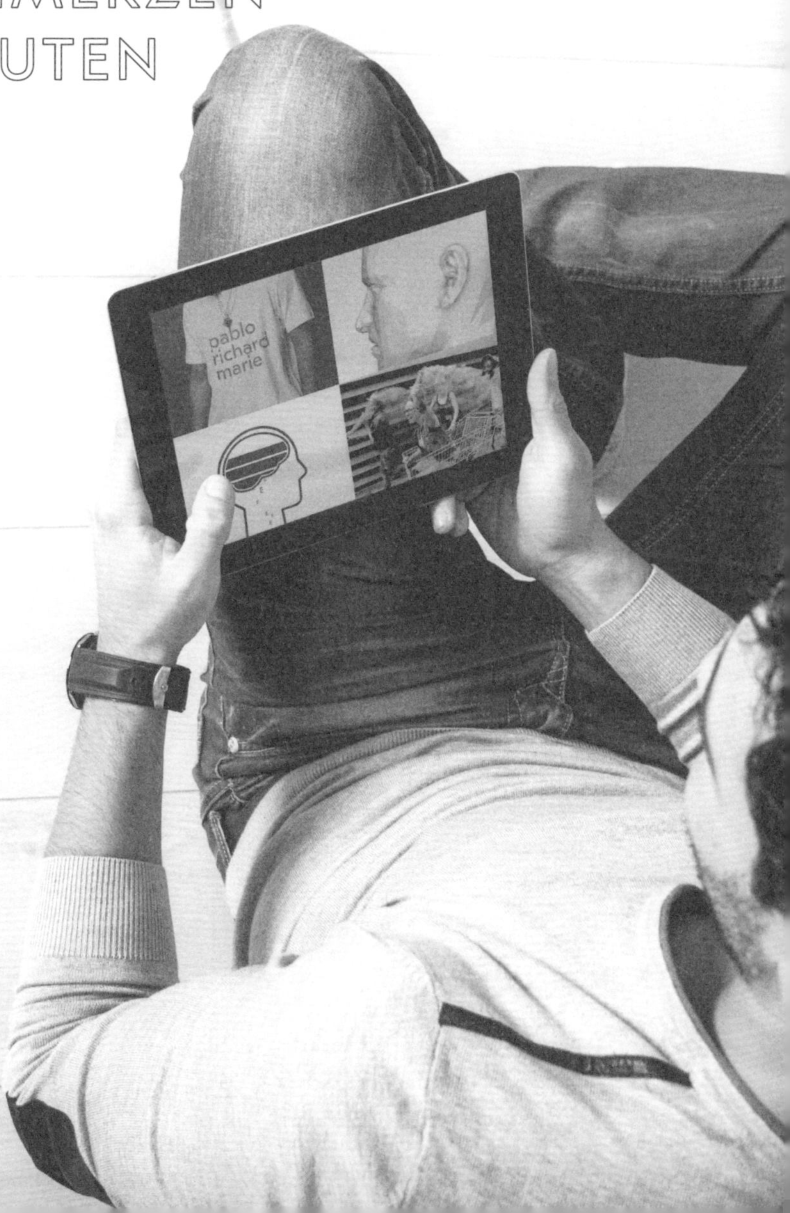
pablo
richard
marie

DIE DOS AND DON'TS DER KOPFSCHMERZPRÄVENTION LEITEN SICH AUS DEM WISSEN ÜBER KOPFSCHMERZEN AB.

DU MUSST NICHT ALLES AUF EINMAL UMSETZEN. PROBIERE SCHRITT FÜR SCHRITT AUS, WAS DIR AM MEISTEN HILFT.

MIGRÄNE [→26]

KOPFSCHMERZ VOM SPANNUNGSTYP [→34]

MEDIKAMENTENÜBERGEBRAUCHS-KOPFSCHMERZ [→40]

step
by
step

DIE VERANLAGUNG ZUR MIGRÄNE IST GENETISCH FESTGELEGT, MIGRÄNE-ATTACKEN KANNST DU VORBEUGEN.

DER ANSATZPUNKT DAFÜR IST DAS ENERGIEDEFIZIT, DAS ZUR STÖRUNG DES NERVENSYSTEMS FÜHRT. [→07]

DURCH DIE RICHTIGE ERNÄHRUNG, REGELMÄSSIGEN SCHLAF UND EIN GUTES VERHÄLTNIS VON ANSPANNUNG UND ENTSPANNUNG SORGST DU FÜR EINE GLEICHMÄSSIGE ENERGIEVERSORGUNG. DAS DEFIZIT KANN SO GAR NICHT ERST ENTSTEHEN.

Das heißt jetzt nicht, dass du nach einem ganz strengen Plan leben sollst, denn nicht alles ist für jeden gleich wichtig. Zunächst musst du für dich selbst herausfinden, was bei dir Migräneattacken auslösen kann. Das genaueste Ergebnis erhältst du, wenn du dazu die App nutzt [→56]. Natürlich kannst du auch einfach ausprobieren, was dir am meisten hilft.

Seine Gewohnheiten zu ändern ist nicht leicht. Geh es daher entspannt an und lass dich von anfänglichen Misserfolgen nicht entmutigen.

MIGRÄNE

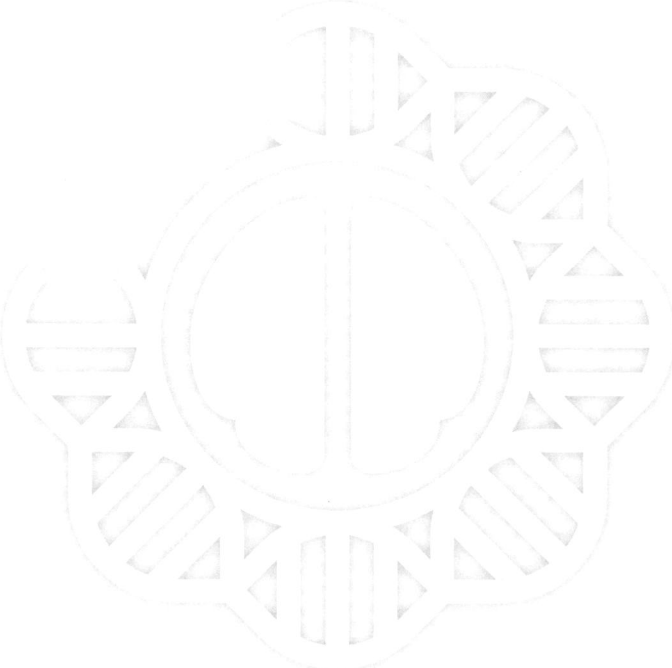

MIGRÄNE

DOS AND DON'TS

ESSEN UND TRINKEN

SCHLAF

ARBEIT UND ENTSPANNUNG

ESSEN UND TRINKEN

PLANE REGELMÄSSIGE MAHLZEITEN EIN

Um die Energieversorgung konstant zu halten, solltest du möglichst zu festen Zeiten essen. Drei Haupt- und zwei Zwischenmahlzeiten am Tag sind optimal. Der beste Energielieferant für das Gehirn sind komplexe Kohlenhydrate. Nahrungsmittel wie Vollkornprodukte und Kartoffeln liefern dir diese.

› Lasse keine Mahlzeit ganz aus. Durch den plötzlichen Abfall des Blutzuckerspiegels können Migräneattacken ausgelöst werden.
› Wenn du es nicht zu einem entspannten Mittagessen in die Mensa schaffst, nimm dir etwas von zu Hause mit, was dir ausreichend Energie gibt.
› Versuche, wenigstens eine kurze Ruhepause zum Essen zu finden.
› Schau dir auch mal die allgemeinen Ernährungsregeln der Deutschen Gesellschaft für Ernährung an [→52].

LASSE NIEMALS DAS FRÜHSTÜCK AUS

Nach der Nacht sind die Energiespeicher des Nervensystems erschöpft. Deshalb solltest du wirklich jeden Morgen ausgiebig frühstücken.

› Ein warmes Frühstück (z. B. Müsli mit warmer Milch) und Vollkornprodukte laden deinen Energiespeicher besonders gründlich auf.

ISS VOR DEM SCHLAFENGEHEN NOCH ETWAS

Iss vor dem Schlafengehen z. B. ein Vollkornbrot mit Honig, damit die Energieversorgung auch nachts nicht unterbrochen wird. Diese Regel ist besonders wichtig, wenn du deine Migräneattacken morgens hast.

› Alternativ kannst du auch ein kleines Müsli (ohne Zucker) essen.

TRINKE AUSREICHEND

Vergiss auch das Trinken nicht und nimm jeden Tag etwa 2–3 Liter Flüssigkeit zu dir. Bevorzuge Wasser und andere ungesüßte Getränke.

› Trinke koffeinhaltige und alkoholische Getränke in Maßen.
› Besonders morgens solltest du das Trinken nicht vergessen.
› Nimm dir Getränke von zu Hause mit, wenn dir Mensa, Kiosk etc. zu teuer sind.

SCHLAF

ACHTE AUF DEINEN SCHLAFRHYTHMUS

Versuche, immer annähernd zur selben Zeit schlafen zu gehen und aufzustehen. Schlafe circa 7 Stunden.

› Wenn du Schwierigkeiten beim Einschlafen hast, nimm dir vor dem Schlafen eine halbe Stunde Zeit, um zur Ruhe zu kommen (ohne Handy).
› Nach längeren Nächten solltest du zumindest vor dem Schlafengehen noch etwas essen und nicht weniger schlafen als sonst. So hältst du das Energieniveau einigermaßen stabil.

ARBEIT UND ENTSPANNUNG

SUCHE DIR EINEN RUHIGEN ARBEITSPLATZ

Arbeite an einem ruhigen Ort, wo du nicht gestört wirst und keine Energie auf Umgebungsreize verschwendest.

› Das Tageslicht mit seinen ständig wechselnden Lichtverhältnissen kostet dich ebenfalls Energie, weil die Augen sich immer wieder darauf einstellen müssen. Arbeite daher besser bei Kunstlicht, meide aber das Flackerlicht von z. B. Neonröhren.
› Du kannst auch ausprobieren, deinen Schreibtisch vom Fenster wegzustellen.

PLANE LÄNGERE PAUSEN EIN

Arbeite niemals durch, sondern plane regelmäßige Pausen von mindestens 30 Minuten ein, um dich zu regenerieren. Das sorgt für effizienteres und vor allem kopfschmerzfreies Arbeiten.

› Am effektivsten sind Pausen ohne Laptop, Handy etc.

BEWEGE DICH

Regelmäßiger Sport und ausreichend Bewegung helfen, Kopfschmerzen vorzubeugen. Der Wechsel zwischen Anspannung und Entspannung wirkt ausgleichend auf das Nervensystem und baut Stresshormone ab.

› Achte auch in den Semesterferien auf ausreichend Bewegung.
› Auf Hochleistungssport solltest du als Migränebetroffener lieber verzichten.

LERNE ENTSPANNUNGSTECHNIKEN

Spezielle Entspannungstechniken beugen einer übermäßigen Nervenerregung vor und reduzieren den Energieverbrauch in den Nervenzellen.

› Die progressive Muskelrelaxation nach Jacobson hat sich besonders bewährt. Ausführliche Infos zu dieser und anderen Techniken findest du unter www.headache-hurts.de/entspannung.

Gerade in Phasen, in denen du besonders leistungsfähig sein musst (z. B. Prüfungsphasen), solltest du auf deinen Kopf achten. Achte darauf, dass dein Gehirn ausreichend mit Nährstoffen versorgt ist, und auf genügend erholsamen Schlaf. Erinnere dich an regelmäßige Pausen und kümmere dich aktiv um deine Entspannung. Bewege dich regelmäßig, auch wenn die Zeit knapp ist.

eat
sleep
work

KOPFSCHMERZEN VOM SPANNUNGSTYP ENTSTEHEN, WENN DAS KÖRPEREIGENE SCHMERZREGULATIONS-SYSTEM ÜBERSTRAPAZIERT WIRD. [→13]

UM SIE ZU VERMEIDEN, MUSST DU DEM SYSTEM IMMER WIEDER DIE MÖGLICHKEIT GEBEN, SICH ZU ERHOLEN.

Außerdem sollten Faktoren, die es besonders beanspruchen, minimiert werden. Ein ausgewogenes Verhältnis von Konzentration und Entspannung, regelmäßige Pausen, erholsamer Schlaf und angenehmes Arbeiten schonen das System und halten das Gehirn leistungsfähig.

KOPFSCHMERZ
VOM SPANNUNGSTYP

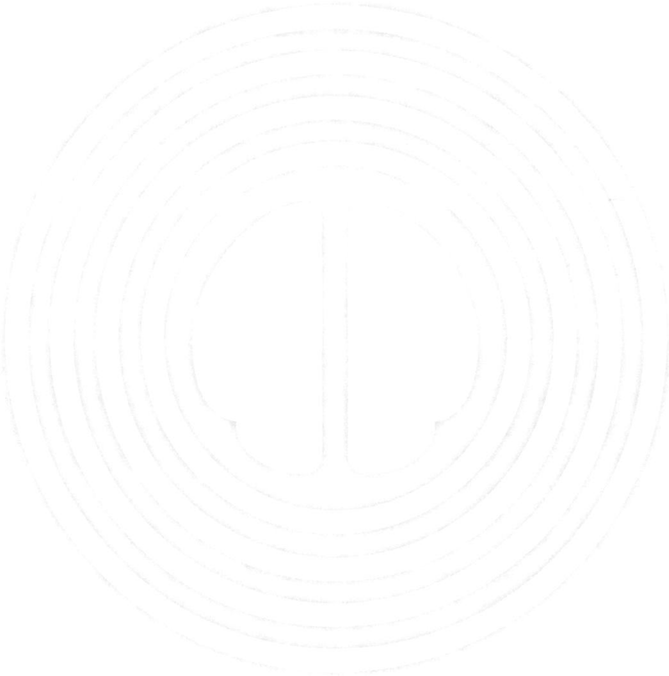

KOPFSCHMERZ VOM SPANNUNGSTYP

DOS AND DON'TS

ARBEIT UND ENTSPANNUNG

SCHLAF

ESSEN UND TRINKEN

ARBEIT UND ENTSPANNUNG

SCHAFFE DIR EINEN ANGENEHMEN ARBEITSPLATZ

Richte dir deinen Arbeitsplatz so ein, dass du unangestrengt arbeiten kannst. Dein Laptop sollte so stehen, dass du aufrecht und entspannt sitzt. Vermeide eine gebeugte oder verkrampfte Haltung. Platziere dein Buch so, dass Nacken und Schultern beim Lesen entspannt sind (Buchstütze).

MACHE REGELMÄSSIG PAUSEN

Je mehr du dich konzentrieren musst, desto wichtiger sind regelmäßige Pausen. Dein Schmerzregulationssystem ermöglicht dir eine ungestörte Konzentration. Du musst ihm aber immer wieder die Möglichkeit geben, sich zu erholen.

› Plane deine Pausen bewusst und halte sie ein – gerade dann, wenn du besonders viel schaffen willst.
› Unterbrich auch immer wieder dein Sitzen am Schreibtisch. Steh auf, geh durch den Raum, räkle und streck dich. Nutze die Pause, um etwas zu trinken, das Fenster zu öffnen oder einfach in Ruhe ein- und auszuatmen. Auch herzhaftes Gähnen kann erholsam sein.

ACHTE AUF SIGNALE

Überfordere dich nicht und hör auf die Signale deines Körpers. Schmerzen im Nackenbereich können z. B. ein Zeichen dafür sein, dass du schon zu lange sitzt und mal wieder eine Pause brauchst. Achte darauf, wie dein Körper dir zeigt, dass es Zeit für Entspannung ist.

LERNE, DICH ZU ENTSPANNEN

Neben regelmäßigen kleinen Pausen helfen gegen Spannungskopfschmerzen besonders auch längere, bewusste Entspannungsphasen. Plane in deinem Wochenablauf Zeiten ein, in denen du dich ausschließlich deiner Entspannung widmest. Wenn es dir schwerfällt, dich zu entspannen, kannst du es lernen: Es gibt spezielle Entspannungstechniken, die leicht zu üben sind.

› Die progressive Muskelrelaxation nach Jacobson hat sich besonders bewährt. Ausführliche Informationen zu dieser und anderen Techniken findest du unter www.headache-hurts.de/entspannung.

BEWEGE DICH

Regelmäßiger Sport und ausreichend Bewegung helfen, Kopfschmerzen vorzubeugen. Der gesunde Wechsel zwischen Anspannung und Entspannung wirkt ausgleichend auf das Nervensystem und baut Stresshormone ab.

› Gegen Spannungskopfschmerzen ist Bewegung an der frischen Luft besonders wirksam. Eine halbe Stunde am Tag genügt meistens schon.
› Beim Sport gilt: Überfordere dich nicht. Lieber drei- bis viermal die Woche eine halbe Stunde Schwimmen, Fahrradfahren oder Joggen als einmal die Woche ein Halbmarathon. Finde den Sport, der dir guttut.

SCHLAF

ACHTE AUF DEINEN SCHLAF

Finde heraus, was du zu einem erholsamen Schlaf brauchst. Nimm dir vor dem Schlafen eine halbe Stunde Zeit, um zur Ruhe zu kommen. Schalte dein Handy aus und nimm dir Zeit für dich. Vielleicht findest du ein abendliches Ritual, mit dem du dich gern aufs Zubettgehen vorbereitest. Gehe nicht direkt vom Schreibtisch ins Bett. Lass Körper und Kopf zur Ruhe kommen – auch wenn das heißt, dass du dich erst eine halbe Stunde später hinlegst.

› Wie viele Stunden Schlaf brauchst du, um morgens erholt zu sein? 7 Stunden sind ein guter Richtwert.

ESSEN UND TRINKEN

NIMM DIR ZEIT ZUM ESSEN

Versuche, dir Zeit für deine Mahlzeiten zu nehmen. Dadurch machst du automatisch eine Pause und hilfst deinem Gehirn, leistungsfähig zu bleiben. Drei Haupt- und zwei Zwischenmahlzeiten am Tag sind optimal. Der beste Energielieferant für das Gehirn sind komplexe Kohlenhydrate. Nahrungsmittel wie Vollkornprodukte und Kartoffeln liefern dir diese.

› Wenn du es nicht zu einem entspannten Mittagessen in die Mensa schaffst, nimm dir etwas von zu Hause mit, was dir schmeckt und guttut. Versuche, wenigstens eine kurze Ruhepause zum Essen zu finden.
› Schau dir die allgemeinen Ernährungsregeln der Deutschen Gesellschaft für Ernährung an [→52].

TRINKE AUSREICHEND

Vergiss auch das Trinken nicht und nimm jeden Tag etwa 2–3 Liter Flüssigkeit zu dir. Bevorzuge dabei Wasser und andere ungesüßte Getränke.

› Trinke koffeinhaltige und alkoholische Getränke in Maßen.
› Besonders morgens solltest du das Trinken nicht vergessen.
› Nimm dir Getränke von zu Hause mit, wenn dir Mensa, Kiosk etc. zu teuer sind.

Gerade in Phasen, in denen du besonders leistungsfähig sein musst (z. B. Prüfungsphasen), solltest du auf deinen Kopf achten. Erinnere dich an regelmäßige Pausen und kümmere dich aktiv um deine Entspannung. Bewege dich regelmäßig, auch wenn die Zeit knapp ist, und achte auf genügend erholsamen Schlaf. Achte auch darauf, dass dein Gehirn ausreichend mit Nährstoffen versorgt ist.

MEDIKAMENTEN-ÜBERGEBRAUCHS-KOPFSCHMERZ

MEDIKAMENTENEINNAHME

HALTE DICH AN DIE 10-20-REGEL

Den Medikamentenübergebrauchskopfschmerz kannst du vermeiden, indem du die 10-20-Regel beachtest. Die Regel gilt unabhängig von der eingenommenen Menge.

› Kopfschmerzmedikamente und spezifische Migränemittel sollten an weniger als 10 Tagen pro Monat eingenommen werden.
› Mindestens 20 Tage im Monat sollten frei von deren Einnahme sein.

DOKUMENTIERE DEINE MEDIKAMENTENEINNAHME

Trage die Einnahme von Kopfschmerzmedikamenten in den Kalender ein [→42]. So behältst du immer den Überblick.

SPRICH MIT EINEM ARZT

Wenn der Medikamentenübergebrauchskopfschmerz sich bereits eingestellt hat, kann eine Ärztin oder ein Arzt dir dabei helfen, das Schmerzabwehrsystem zu normalisieren.

MEDIKAMENTENÜBERGEBRAUCHS-
KOPFSCHMERZ

MEDIKAMENTEN-
ÜBERGEBRAUCHSKOPFSCHMERZ

DOS AND DON'TS

MEDIKAMENTEN-EINNAHME

KALENDERBLATT 10-20-REGEL
MEDIKAMENTENÜBERGEBRAUCHSKOPFSCHMERZ

TAGE IM MONAT MIT MEDIKAMENTENEINNAHME (-10) (+10)

01	02	03	04	05	06	07
08	09	10	11	12	13	14
15	16	17	18	19	20	21
22	23	24	25	26	27	28
29	30	31				

TAGE IM MONAT MIT MEDIKAMENTENEINNAHME (-10) (+10)

01	02	03	04	05	06	07
08	09	10	11	12	13	14
15	16	17	18	19	20	21
22	23	24	25	26	27	28
29	30	31				

TAGE IM MONAT MIT MEDIKAMENTENEINNAHME (-10) (+10)

01	02	03	04	05	06	07
08	09	10	11	12	13	14
15	16	17	18	19	20	21
22	23	24	25	26	27	28
29	30	31				

TAGE IM MONAT MIT MEDIKAMENTENEINNAHME (-10) (+10)

01	02	03	04	05	06	07
08	09	10	11	12	13	14
15	16	17	18	19	20	21
22	23	24	25	26	27	28
29	30	31				

TAGE IM MONAT MIT MEDIKAMENTENEINNAHME (-10) (+10)

01	02	03	04	05	06	07
08	09	10	11	12	13	14
15	16	17	18	19	20	21
22	23	24	25	26	27	28
29	30	31				

TAGE IM MONAT MIT MEDIKAMENTENEINNAHME (-10) (+10)

01	02	03	04	05	06	07
08	09	10	11	12	13	14
15	16	17	18	19	20	21
22	23	24	25	26	27	28
29	30	31				

MEDIKAMENTENÜBERGEBRAUCHS-KOPFSCHMERZ

know
your
limits

IN DIESEM TEIL FINDEST DU EINIGE TOOLS, DIE DIR BEI DER KOPFSCHMERZPRÄVENTION NÜTZLICH SEIN KÖNNEN.

MIT DEM KIELER KOPFSCHMERZKALENDER KANNST DU DEINEN KOPFSCHMERZTYP BESTIMMEN LASSEN. DIE ERNÄHRUNGSREGELN DER DGE LIEFERN HINWEISE FÜR EINE AUSGEWOGENE, KOPFSCHMERZEN VORBEUGENDE ERNÄHRUNG.

keep
the
flow

KIELER KOPFSCHMERZKALENDER

NACH PROF. GÖBEL, SCHMERZKLINIK KIEL

EINE MÖGLICHST GENAUE KENNTNIS DER ERSCHEINUNGSWEISE DER KOPFSCHMERZEN IST FÜR DIE RICHTIGE DIAGNOSE UND EINE OPTIMALE BEHANDLUNG UNBEDINGT ERFORDERLICH. BITTE DESHALB REGELMÄSSIG BEI JEDEM KOPFSCHMERZANFALL AUSFÜLLEN UND ZUM ARZTTERMIN MITNEHMEN.

KOPFSCHMERZANFALL	01	02	03	04	05	06	07	08	09	10	11	12	13	14	15
DATUM › TAG															
› MONAT															
SCHMERZSTÄRKE (1 SCHWACH, 2 MITTEL, 3 STARK, 4 SEHR STARK)															
› EINSEITIGER KOPFSCHMERZ															
› BEIDSEITIGER KOPFSCHMERZ															
› PULSIEREND ODER POCHEND															
› DRÜCKEND, DUMPF BIS ZIEHEND															
› ERHEBLICH HINDERLICH BEI ÜBLICHER TÄTIGKEIT															
› VERSTÄRKUNG BEI KÖRPERLICHER AKTIVITÄT															

› ÜBELKEIT
› ERBRECHEN
› LICHTSCHEU
› LÄRMSCHEU

› ANFALLSDAUER (STUNDEN)
› ARBEITS-/HOCHSCHULAUSFALL (STUNDEN)
› REDUZIERUNG DER LEISTUNGSFÄHIGKEIT (STUNDEN)

MEDIKAMENTE ODER ANDERE BEHANDLUNG (BITTE GGF. ZUSÄTZLICHES BLATT VERWENDEN)

WIRKUNG DER BEHANDLUNG
› GUT
› MÄSSIG
› SCHLECHT

BEI WELCHER AKTIVITÄT TRAT DER KOPFSCHMERZ AUF? KONNTEST DU BESTIMMTE KOPFSCHMERZAUSLÖSER ERKENNEN? (BITTE GGF. ZUSÄTZLICHES BLATT VERWENDEN)

EIN POSTER ZUM AUSDRUCKEN UND AUFHÄNGEN FINDEST DU AUF DER WEBSITE: WWW.HEADACHE-HURTS.DE

VOLLWERTIG ESSEN UND TRINKEN NACH DEN 10 REGELN DER DEUTSCHEN GESELLSCHAFT FÜR ERNÄHRUNG. [→WWW.DGE.DE/10REGELN]

01 LEBENSMITTELVIELFALT GENIESSEN

Nutzen Sie die Lebensmittelvielfalt und essen Sie abwechslungsreich. Wählen Sie überwiegend pflanzliche Lebensmittel.

› Kein Lebensmittel allein enthält alle Nährstoffe. Je abwechslungsreicher Sie essen, desto geringer ist das Risiko einer einseitigen Ernährung.

02 GEMÜSE UND OBST – NIMM „5 AM TAG"

Genießen Sie mindestens 3 Portionen Gemüse und 2 Portionen Obst am Tag. Zur bunten Auswahl gehören auch Hülsenfrüchte wie Linsen, Kichererbsen und Bohnen sowie (ungesalzene) Nüsse.

› Gemüse und Obst versorgen Sie reichlich mit Nährstoffen, Ballaststoffen sowie sekundären Pflanzenstoffen und tragen zur Sättigung bei. Gemüse und Obst zu essen, senkt das Risiko für Herz-Kreislauf- und andere Erkrankungen.

06 ZUCKER UND SALZ EINSPAREN

Mit Zucker gesüßte Lebensmittel und Getränke sind nicht empfehlenswert. Vermeiden Sie diese möglichst und setzen Sie Zucker sparsam ein. Sparen Sie Salz und reduzieren Sie den Anteil salzreicher Lebensmittel. Würzen Sie kreativ mit Kräutern und Gewürzen.

› Zuckergesüßte Lebensmittel und Getränke sind meist nährstoffarm und enthalten unnötige Kalorien. Zudem erhöht Zucker das Kariesrisiko. Zu viel Salz im Essen kann den Blutdruck erhöhen. Mehr als 6 g am Tag sollten es nicht sein. Wenn Sie Salz verwenden, dann angereichert mit Jod und Fluorid.

07 AM BESTEN WASSER TRINKEN

Trinken Sie rund 1,5 Liter jeden Tag. Am besten Wasser oder andere kalorienfreie Getränke wie ungesüßten Tee. Zuckergesüßte und alkoholische Getränke sind nicht empfehlenswert.

03 VOLLKORN WÄHLEN

Bei Getreideprodukten wie Brot, Nudeln, Reis und Mehl ist die Vollkornvariante die beste Wahl für Ihre Gesundheit.

› Lebensmittel aus Vollkorn sättigen länger und enthalten mehr Nährstoffe als Weißmehlprodukte. Ballaststoffe aus Vollkorn senken das Risiko für Diabetes mellitus Typ 2, Fettstoffwechselstörungen, Dickdarmkrebs und Herz-Kreislauf-Erkrankungen.

04 MIT TIERISCHEN LEBENSMITTELN DIE AUSWAHL ERGÄNZEN

Essen Sie Milch und Milchprodukte wie Joghurt und Käse täglich, Fisch ein- bis zweimal pro Woche. Wenn Sie Fleisch essen, dann nicht mehr als 300 bis 600 g pro Woche.

› Milch und Milchprodukte liefern gut verfügbares Protein, Vitamin B_2 und Calcium. Seefisch versorgt Sie mit Jod und fetter Fisch mit wichtigen Omega-3-Fettsäuren. Fleisch enthält gut verfügbares Eisen sowie Selen und Zink. Fleisch und insbesondere Wurst enthalten aber auch ungünstige Inhaltsstoffe.

05 GESUNDHEITSFÖRDERNDE FETTE NUTZEN

Bevorzugen Sie pflanzliche Öle wie Rapsöl und daraus hergestellte Streichfette. Vermeiden Sie versteckte Fette. Fett steckt oft „unsichtbar" in verarbeiteten Lebensmitteln wie Wurst, Gebäck, Süßwaren, Fast-Food und Fertigprodukten.

› Pflanzliche Öle liefern, wie alle Fette, viele Kalorien. Sie liefern aber auch lebensnotwendige Fettsäuren und Vitamin E.

› Ihr Körper braucht Flüssigkeit in Form von Wasser. Zuckergesüßte Getränke liefern unnötige Kalorien und kaum wichtige Nährstoffe. Der Konsum kann die Entstehung von Übergewicht und Diabetes mellitus Typ 2 fördern. Alkoholische Getränke sind ebenfalls kalorienreich. Außerdem fördert Alkohol die Entstehung von Krebs und ist mit weiteren gesundheitlichen Risiken verbunden.

08 SCHONEND ZUBEREITEN

Garen Sie Lebensmittel so lange wie nötig und so kurz wie möglich, mit wenig Wasser und wenig Fett. Vermeiden Sie beim Braten, Grillen, Backen und Frittieren das Verbrennen von Lebensmitteln.

› Eine schonende Zubereitung erhält den natürlichen Geschmack und schont die Nährstoffe. Verbrannte Stellen enthalten schädliche Stoffe.

09 ACHTSAM ESSEN UND GENIESSEN

Gönnen Sie sich eine Pause für Ihre Mahlzeiten und lassen Sie sich Zeit beim Essen.

› Langsames, bewusstes Essen fördert den Genuss und das Sättigungsempfinden.

10 AUF DAS GEWICHT ACHTEN UND IN BEWEGUNG BLEIBEN

Vollwertige Ernährung und körperliche Aktivität gehören zusammen. Dabei ist nicht nur regelmäßiger Sport hilfreich, sondern auch ein aktiver Alltag, in dem Sie z. B. öfter zu Fuß gehen oder Fahrrad fahren.

› Pro Tag 30 bis 60 Minuten moderate körperliche Aktivität fördern Ihre Gesundheit und helfen Ihnen dabei, Ihr Gewicht zu regulieren.

take
it
easy

KARIN FRISCH, HARTMUT GÖBEL
PROJEKTINITIATOREN

ZIES gemeinnützige Gesellschaft mbH

SCHMERZKLINIK KIEL

Karin Frisch ist Geschäftsführerin des Zentrums für Forschung und Diagnostik bei Implantaten, Entzündungen und Schmerzen. Seit vielen Jahren vermittelt sie Schüler/innen, Studierenden und Beschäftigten das aktuelle medizinische Wissen über Kopfschmerzen und deren Prävention.

Prof. Dr. med. Dipl.-Psych. Hartmut Göbel ist Gründer und Direktor der Schmerzklinik Kiel, Migräne- und Kopfschmerzzentrum, und gehört zu den weltweit anerkannten Spezialisten für Migräne- und Kopfschmerzerkrankungen. Er ist Initiator und Vorsitzender des bundesweiten Migräne- und Kopfschmerzbehandlungsnetzes sowie Autor von Standardlehrbüchern und zahlreichen Veröffentlichungen zur Behandlung von Migräne und Kopfschmerzen. Er ist Mitglied des internationalen Expertenteams für die Diagnostik und Klassifikation von Kopfschmerzen und gibt die Website der „International Classification of Headache Disorders" (ICHD) heraus. Seine Forschungsarbeiten zu Kopfschmerz und Migräne wurden vielfach national und international ausgezeichnet.

→ ZIES-FRANKFURT.DE

→ SCHMERZKLINIK.DE

R+V BETRIEBSKRANKENKASSE

GOETHE UNIVERSITÄT FRANKFURT AM MAIN

Wissen und Bildung werden immer wichtiger – für den Erfolg des Einzelnen und für unsere Gesellschaft. Es braucht Wissen, um Erkrankungen kompetent und motiviert vorzubeugen.

Migräne, Kopfschmerz vom Spannungstyp und Kopfschmerz bei Medikamentenübergebrauch hindern Studierende an der Entfaltung ihres geistigen Leistungsvermögens. Mit über 65 Prozent sind viel zu viele von wiederkehrenden Kopfschmerzen betroffen.

Die R+V BKK engagiert sich für die Prävention von Kopfschmerzen an Hochschulen. Darum unterstützt sie gerne die wissenschaftlich fundierten und wirksamen Maßnahmen an der Johann Wolfgang Goethe-Universität Frankfurt.

IRIS SCHMALFUSS,
VORSTÄNDIN R+V BETRIEBSKRANKENKASSE,
WIESBADEN

RUV-BKK.DE

ANSPRECHPARTNER UND VERANTWORTLICHE

PROJEKTINITIATOREN

Karin Frisch
www.zies-frankfurt.de

Zentrum für Forschung und Diagnostik bei Implantaten, Entzündungen und Schmerzen (ZIES) gemeinnützige Gesellschaft mbH
Kirschwaldstraße 19 / D-60435 Frankfurt am Main
Tel.: +49(0)69 175542270 / Fax: +49(0)69 175542279
E-Mail: info@zies-frankfurt.de

Prof. Dr. med. Dipl.-Psych. Hartmut Göbel
www.schmerzklinik.de

Schmerzklinik Kiel / Heikendorfer Weg 9–27 / D-24149 Kiel
Tel.: +49(0)431 200 99 150 / Fax: +49(0)431 200 99 109
E-Mail: hg@schmerzklinik.de

FÖRDERER

R+V BETRIEBSKRANKENKASSE
www.ruv-bkk.de

R+V
BETRIEBSKRANKENKASSE

Kreuzberger Ring 21 / D-65205 Wiesbaden
E-Mail: info@ruv-bkk.de

DESIGN

RAFAEL BERNARDO branding communication
www.rafael-bernardo.com

DRUCK

STEINDIALOG Produktion im Dialog GmbH, Leipzig